BEI GRIN MACHT SICH IHR WISSEN BEZAHLT

- Wir veröffentlichen Ihre Hausarbeit,
  Bachelor- und Masterarbeit

- Ihr eigenes eBook und Buch -
  weltweit in allen wichtigen Shops

- Verdienen Sie an jedem Verkauf

Jetzt bei www.GRIN.com hochladen
und kostenlos publizieren

GRIN ツ

Stefan Fischer

Kinesiologische Tapes und ihre farbliche Bedeutung

GRIN Verlag

Bibliografische Information der Deutschen Nationalbibliothek:

Die Deutsche Bibliothek verzeichnet diese Publikation in der Deutschen National-
bibliografie; detaillierte bibliografische Daten sind im Internet über http://dnb.d-
nb.de/ abrufbar.

Dieses Werk sowie alle darin enthaltenen einzelnen Beiträge und Abbildungen
sind urheberrechtlich geschützt. Jede Verwertung, die nicht ausdrücklich vom
Urheberrechtsschutz zugelassen ist, bedarf der vorherigen Zustimmung des Verla-
ges. Das gilt insbesondere für Vervielfältigungen, Bearbeitungen, Übersetzungen,
Mikroverfilmungen, Auswertungen durch Datenbanken und für die Einspeicherung
und Verarbeitung in elektronische Systeme. Alle Rechte, auch die des auszugsweisen
Nachdrucks, der fotomechanischen Wiedergabe (einschließlich Mikrokopie) sowie
der Auswertung durch Datenbanken oder ähnliche Einrichtungen, vorbehalten.

Impressum:

Copyright © 2011 GRIN Verlag GmbH
Druck und Bindung: Books on Demand GmbH, Norderstedt Germany
ISBN: 978-3-656-85895-9

Dieses Buch bei GRIN:

http://www.grin.com/de/e-book/285172/kinesiologische-tapes-und-ihre-farbliche-
bedeutung

GRIN - Your knowledge has value

Der GRIN Verlag publiziert seit 1998 wissenschaftliche Arbeiten von Studenten, Hochschullehrern und anderen Akademikern als eBook und gedrucktes Buch. Die Verlagswebsite www.grin.com ist die ideale Plattform zur Veröffentlichung von Hausarbeiten, Abschlussarbeiten, wissenschaftlichen Aufsätzen, Dissertationen und Fachbüchern.

Besuchen Sie uns im Internet:

http://www.grin.com/

http://www.facebook.com/grincom

http://www.twitter.com/grin_com

Inhaltsverzeichnis

1. Einleitung

Die Haut ist das größte Organ des menschlichen Körpers und dient neben der Stoffwechselfunktion und Reizaufnahme vor allem dem Ausdruck. In der sich kontinuierlich schneller entwickelnden Welt und im Fortschritt des menschlichen Wissens, entstehen faszinierende Neuerungen auf allen Ebenen. So entstand in den letzten Jahrzehnten eine Therapiemethode, die einen Therapieansatz verdeutlicht, der ganzheitlich und interdisziplinär charakterisiert ist.

Wer kennt sie nicht, die kleinen bunten Streifen, welche bei Sportlern immer wieder Anwendung finden und zunehmend auch im öffentlichen Lebensalltag Einzug halten. Jeder sieht sie, aber kaum einer kennt sie, die Kinesiotapes.

Mittlerweile existieren mehrere Bücher über die Therapiemethode aus Fernost. Jedoch ist kein Buch vollkommen ergiebig. Sie beschreiben hauptsächlich Anlageformen und Möglichkeiten der Anwendung, beinhalten jedoch wenige Informationen über die Schnittstelle zur Farbtherapie.

Auch die Wirkung der Klebestreifen ist nur einseitig transparent. Jeder Autor versteht es hierbei, seine Auffassung der Methodik zu publizieren, vernachlässigt jedoch den wichtigsten Faktor neben der kinesiologischen Wirkung- die farbliche Bedeutung.

Diese Hausarbeit hat das Ziel, systematisch theoretische Grundlagen des kinesiologischen Tapens und der Farbtherapie zu schaffen. Beide Therapiemethoden werden hierzu separat beschrieben, um kritische Faktoren des K-Tapings aufzuzeigen und folgerichtig das Verständnis der Wirkungsweisen und Anwendungsmöglichkeiten dieser farbigen Klebestreifen zu verdeutlichen.

2. Kinesiologische Grundlagen und deren Anwendung

2.1 Abgrenzung kinesiologischer Tapes zu starren Tapes

Bevor eine historische Entwicklung des kinesiologischen Tapes dargestellt werden kann, ist es unabdingbar eine Abgrenzung zu starren Tapes herzustellen. Unter starren Tapes versteht der Fachkreis der Therapeuten Klebebänder, welche in ihrer Eigenschaft vor allem unelastisch, dick und sehr stark klebend sind. Gegenüber den kinesiologischen Tapes haben starre Tapes - unter der Voraussetzung der optimalen Anlage - hauptsächlich das Ziel, eine eingeschränkte Mobilität bei gezielter Stabilität zu erreichen. Im Vordergrund steht hierbei die passive Stützeigenschaft der behandelten Körperregion. Häufig werden diese Tapeverbände als funktionelle Verbände bezeichnet und finden vor allem im Sport und bei Wundversorgungen ein hohes Anwendungsspektrum. Das weit verbreitete und bekannteste Tape zum Erreichen der erwähnten Zielsetzung ist hierbei das Leukotape®. Durch häufig auftretende Folgeerscheinungen wie Muskelatrophien, Kapselmuster, Lymphstauung sowie venöse Blutstauungen [1] und die damit verbundene, künstliche Verlängerung der Wundheilungsphasen, verlangte der Spitzensport sowie der Rehabilitationsbereich, zur Vermeidung dieser Nebenwirkungen, die Entwicklung eines elastischen Klebestreifens.

Im Gegensatz zu starren Klebebändern haben kinesiologische Tapes in ihrer Anlagetechnik weitaus andere Therapieziele. Kinesiologische Tapes bestehen ausschließlich aus einem Baumwollgeflecht, wobei die Webstruktur der elastischen Fasern so spezifisch angeordnet ist, „dass eine Dehnung des Tapes nur in Längsrichtung möglich ist." [2] Diese längsgerichtete Webstruktur ermöglicht es dem Tape, eine Dehnbarkeit auf 130% bis 140% zu erreichen, welche der Dehnfähigkeit der menschlichen Haut entspricht. „Auch die Dicke

---

[1] Vgl. Sielmann, Dieter, Medi-Taping Schmerzfrei durch den Alltag, Trias Verlag, Stuttgart, 3. Aufl. 2010, S. 13.
[2] Sielmann, Dieter, FN 1, S. 10.

und das Gewicht des Tapes sind vergleichbar mit den Eigenschaften der Haut."[3]

In diesen Eigenschaften sind überwiegend alle kinesiologischen Tapes gleich, wenngleich die Namensgebungen von Dolotape®, K-Active® Tape, K-Tape® und Medi-Tape® bis hin zu Pinotape® oder Physiotape® auf verschiedene Tapes hindeuten. Es existieren täglich mehr geschützte Namen von Tapes, wobei lediglich die Qualität und Farben differieren.

Im Gegensatz zu starren Tapeanlagen, steht hier die aktive Stabilisation oder Mobilisation im Vordergrund. Es lässt sich gegenüber den starren Tapeanlagen feststellen, dass durch den verbesserten Tragekomfort von Tapeanlagen nach kinesiologischen Gesichtspunkten, alltagsorientierte Funktionalität und Bewegungsqualität ermöglicht bzw. verbessert werden kann, ohne Bewegungseinschränkungen hervorzurufen. Im Physiotaping® - Konzept wird auf die Kombinationsmöglichkeit von elastischen und starren Tapes in einer Anlagetechnik hingewiesen. [4] Hierbei versucht man, sich die Vorteile beider Tapearten zu Nutze zu machen. (Vergleich siehe Abb. a und b)

2.2   Historische Entwicklung

Therapie ist so alt wie die Menschheit selbst. Schon zu frühgeschichtlicher Zeit begann der Mensch, Leiden anderer zu lindern. Beginnend mit der Anwendung von speziellen Kräutern, Ölen, Massagen und Wasser entwickelte sich in den letzten Jahrhunderten eine Therapie mit den verschiedensten Methoden. Unter all diesen Methoden entwickelte sich zügig das starre Bekleben von Gelenken zur Fixation der Gelenkpartner. Auf dieser Grundlage praktizierte Dr. Kenzo Kase in Japan mit einem unelastischen Tape, welches von amerikanischen Ärzten zur Behandlung von Gelenken genutzt wurde. „Durch einen

---

[3] Pohlmann, Ernst, Physio-Taping Kinesiologisches Taping in der Manual- und Physiotherapie, Spitta Verlag, Balingen, 2010, 1. Aufl., S. 11.
[4] Pohlmann, Ernst, FN 3, S. 77.

befreundeten Arzt wurde der japanische Chiropraktiker auf ein elastisches Tape aufmerksam gemacht."[5] Er entwickelte daraufhin 1973 den Gedanken der elastischen Tapes unter kinesiologischen Gesichtspunkten weiter, um „die Muskulatur in ihren Funktionen"[6] zu unterstützen. Es entstand das erste Kinesiotape namens Kinesio-Tex®. Ein bis dahin völlig unbekanntes Konzept zur Behandlung multipler Funktionsstörungen. Die farbliche Kennung des verwandten Materials beschränkt sich seither bei der Mehrheit der Tapekonzepte auf schwarz, pink, hellblau und beige, wobei sich diese Farben an die traditionell japanische Farbenlehre anlehnen.

Ende der 90er Jahre lernte der Fußballprofi Alfred Nejhus das Kinesio-Tex® in Japan kennen. Nach seiner Karriere als Fußballprofi, begann er, die Tapemethode in Deutschland und den Niederlanden anzubieten. Doch erst in Athen 2004 geschah bei den olympischen Spielen der große Durchbruch der bis dahin nur wenigen Therapeuten bekannten Therapiemethode.

In der Methodenweiterentwicklung stellt man fortlaufend fest, dass die Anwendung von kinesiologischen Tapes weitaus komplexer ist, als bisher angenommen. Aufgrund der Gewinnung neuer Informationen mittels wissenschaftlicher Arbeiten im Bereich des Kinesiotapings, erscheinen regelmäßig neue Anregungen, Tapeanlagen zu verbessern.

2.3 Physiologische Effekte

2.3.1 Pathologische Veränderungen

Um die Wirkung kinesiologischer Tapes erklären zu können ist es notwendig, einen Einblick in die Gewebepathologie und Neurologie zu ermöglichen. Somit kann das Verständnis für strukturelle Veränderungen, als auch der Einfluss auf neurologischer Ebene geschaffen werden.

---

[5] Sielmann, Dieter, FN 1, S. 10.
[6] Pohlmann, Ernst, FN 3, S. 11.

Der menschliche Körper hat verschiedene Möglichkeiten seinen Empfindungszustand unbewusst Ausdruck zu verleihen. Neben Schwindel, Übelkeit, Zittern, Kaltschweißigkeit und Muskelhartspann ist Schmerz der wichtigste und häufigste Ausdrucksfaktor. So entsteht bei Muskel- und Sehnenverletzungen, Narbengewebe, lymphatischen Stauungszuständen, Gelenkfehlstellungen, Arthrosen und einer Vielzahl anderer Veränderungen eine lokale Entzündungsreaktion mit Gewebsverletzungen. Die lokale Azidose, das heißt ein Überschuss an Wasserstoff Ionen, löst im Gewebe eine Nozizeption an den Schmerzrezeptoren, welche sich in der Haut befinden, aus. Diese afferenten Aktionspotenziale gelangen folglich über afferente Nervenbahnen zum Rückenmark, wobei einerseits eine sofortige motorisch-efferente Antwort zum ausführenden Organ erfolgt (siehe Reflexbogen[7]), andererseits die Aktionspotentiale in das Gehirn zum Cortex gelangen um dort, als Schmerz entschlüsselt zu werden. Das Gehirn errechnet eine sofortige motorisch- efferente Antwort, welche wiederum über das Rückenmark und weiter über die absteigenden Nervenbahnen zum Erfolgsorgan gelangt, wie die direkt auf Rückenmarksebene verschalteten efferenten Aktionspotentiale. Entscheidend ist hierbei, dass alle Aktionspotentiale der motorisch efferenten Bahnen am Rückenmark den physiologischen Prozessen der Verrechnung und Summation unterliegen. Folglich wird Muskelhartspann sowohl supraspinal-mental als auch reflektorisch bestimmt. Diesen Prozess der Muskelhartspannentstehung aufgrund von Schmerz, bezeichnet der Fachkreis der Brügger- Therapeuten als NSB (nozizeptorischsomatomotorischer Blockierungseffekt). Im Gegensatz zu einem häufig gemachten Fehler der längst überholten Gate-Controll Theorie, ist Schmerz folgerichtig nicht nur auf Rückenmarsebene im zugeordneten Segment, sondern auch durch das Gehirn beeinflussbar.

In Kurzform kann man sagen, dass aufgrund von Schmerzen Muskelspannungen auf- oder abgebaut werden und Schmerzen sowohl mental als auch unbewusst beeinflusst werden können.

---

[7] siehe Fachbegriffe

Ein zweiter physiologischer Prozess bei Traumen oder Störungen des Systems „Mensch" ist, dass am Ort der Schädigung alle Gewebearten auf körperliche Veränderung reagieren. Wie eingangs erwähnt, „entsteht eine lokale Schwellung, die zu einer Druckerhöhung auf das umliegende Gewebe führt. Dadurch wird der Blutkreislauf unterbrochen und die Lymphabfuhr gehemmt, sodass der Druck auf die Schmerzrezeptoren zunimmt." [8] Somit entsteht Schmerz und daraus resultierend eine veränderte Bewegungsmotorik.

2.3.2 Kinesiologische Beeinflussung

In beiden beschriebenen Fällen kann ein Kinesiotape Abhilfe der Symptomatik verschaffen. Durch das therapeutisch optimale Aufkleben eines speziellen Klebestreifens auf die geschädigte Region, kommt es zur Ausbildung von Convolutions (blau dargestellt). Die folglich entstehende biomechanische Zugwirkung auf der Haut wirkt als Liftingfunktion.[9] Es entsteht eine sofortige Druckverminderung auf das Gewebe und der darin

Massageeffekt und Entstauung durch das Aufkleben von kinesiologischem Tape

ohne kinesiologschem Tape — mit kinesiologschem Tape

F Zug

Blut- und Lymphgefäße — Blut- und Lymphgefäße

Abb. c)

befindlichen Nozizeptoren. Ebenso werden, durch passive Vergrößerung der Lymphkapillare und Blutkapillaren, der Blutkreislauf und die Lymphabfuhr wiederhergestellt. Das Gewebe wird in seiner Funktion unterstützt, sodass die Beweglichkeit und Funktionalität wiederhergestellt, erhalten bleibt oder verbessert wird.

Das kinesiologische Tape wirkt daher nicht nur direkt strukturell, sondern vor allem durch die Manipulation oberflächensensibler Reize auf Rückenmarksebene. Nicht zu vernachlässigen sind multiple Einflussfaktoren wie der Einfluss der Suggestion und psychologische Placeboeffekte.

---

[8] Pohlmann, Ernst, FN 3, S.12.
[9] Vgl. Pohlmann, Ernst, FN 3, S.12.

2.4   Differenzierung und Applikation der Anlagetechniken

Im kinesiologischen Taping unterscheidet man verschiedene Methoden zum Aufkleben der farbigen Streifen. Diese Methoden werden als Tapetechniken bezeichnet, wobei die fünf bekanntesten Techniken die Muskel-, Lymph-, Ligament-, Faszien- und Korrekturtechniken sind. Auch durch differierende Meinungen verschiedener Tapefirmen und aufgrund von unterschiedlichen Auffassungen und Erfahrungen von tapeanwendenden Therapeuten, entstanden in den letzten Jahren weitere Ansätze zur Behandlung weiterer Krankheitsbilder. Die Neuraltechnik und die Narbentechnik sind ergänzende Anlageverfahren zur ganzheitlichen Therapie, wobei die häufigsten Techniken in Folge vertieft werden.

Grundsätzlich werden vor dem Applizieren der Tapestreifen sogenannte Screening-Tests durchgeführt. Das bedeutet, dass vor jeder Streifenanlage getestet wird, welche Struktur in welche Richtung mit welcher Technik kinesiologisch verschoben werden muss, um eine Symptombesserung hervorzurufen. Folglich kann jeder geschulte Therapeut im Voraus eine 99-prozentige Aussage darüber treffen, in welchem Ausmaß das Tape helfen kann und helfen wird. Das Anlegen von standardisierten Tapeanlagen verspricht hierbei selten guten Erfolg.

Ist die Austestung erfolgt, so beginnt das Zuschneiden der Streifen. Werden die Ecken abgerundet, die Haut entfettet und störende Haare entfernt, ist die Grundlage eines guten Tapes gelegt.

Auch beim Zuschneiden gibt es wiederum vier Möglichkeiten. Der I-Tapestreifen, der Y-Tapestreifen und der X-Tapestreifen werden ergänzend vom Fächertape unterschieden. (Abb. d - g)

Im Folgenden ist die Auflistung typischer Tapetechniken aufgeführt, wobei darauf hingewiesen wird, dass in den Anlageverfahren und den genauen Wirkungen verschiedene Tapetherapie- Konzepte mit ihren Meinungen divergieren können.

2.4.1 Muskeltechnik

Das Ziel einer muskulären Tapeanlage ist die Normotonisierung des beklebten Muskels. Grundlage zur Anlage eines Muskeltapes ist, dass entschieden werden muss, ob eine Tonisierung oder Detonisierung des Muskels benötigt wird, um die therapeutischen Zielsetzungen zu erreichen. Entsprechend wird die Basis[10] auf den Ursprung oder Ansatz des Muskels verklebt und in jeweiliger Vordehnung des Muskels der auslaufende Tapestreifen ohne Zug auf den Muskel appliziert. Bei richtiger Anlage kommt es zu einer Liftingfunktion durch Convolutions. Bei tonisierenden Anlagetechniken „führt das elastische Tape durch die Rückstellkraft einen Zug in Richtung des Ursprungs (Punktum fixum), hin zur fixierten Basis aus." [11] Die entstehende Hautverschiebung unterstützt somit die Muskelkontraktion. [12] Reziprok zu tonisierenden Anlagen, verhalten sich detonisierende Anlagen. Durch das Umdrehen der Tapebasis zum Ansatz des Muskels wird eine Verminderung der Kontraktionskraft des Muskels bewirkt. [13]

Aufgrund der Erkenntnis der dreidimensionalen Beweglichkeit [14] und der damit erkannten Muskelfunktion in Muskelgruppen und Muskelketten, ist es sinnvoll beeinflussende Muskeln innerhalb der gleichen oder komplementären Muskelkette kinesiologisch auszutesten. Dies wird als Ferneinfluss bezeichnet und kann eine Muskelanlage optimieren.

Zu beachten bei Muskelanlagen ist die farbliche Verwendung der Tapes. Hierzu ist ab Kapitel 3.2 eine ausführliche Erklärung beschrieben.

---

[10] Als Basis wird der Teil des Tapes bezeichnet, welcher als erstes auf die Haut verklebt wird.
[11] Kumbrink, Birgit, K-Taping – Ein Praxishandbuch, Springer, Heidelberg, 2009, S. 14.
[12] Vgl. Kumbrink, Birgit, FN 7, S.14.
[13] Vgl. Kumbrink, Birgit, FN 7, S. 14.
[14] aus dem PNF Konzept

2.4.2 Ligamenttechnik

Ligamentäre Anlagen werden hauptsächlich als I- Tape angewandt und direkt über die zu behandelnde anatomische Struktur verklebt. Um die Zielsetzung der Stabilisation, Verbesserung der Belastbarkeit und Schmerzlinderung zu erreichen, ist die Applikation mit 100% Tapedehnung notwendig. Bei gleichzeitiger Basisfixation ist das Aufbringen der Streifen in der Position wichtig, in welcher das zu behandelnde Band oder die zu behandelnde Sehne in maximaler Dehnung verweilt.

Die Besonderheit dieser Technik liegt darin, dass sie hauptsächlich im Bänder- und Sehnenbereich verwandt wird. In diesen Bereichen liegen viele Rezeptoren der Tiefensensibilität, welche durch oberflächensensible Reize, das heißt über die Haut, verändert werden können. Die Applikation eines Tapes in diesem Bereich erweist sich als hocheffektiv. Vorteilhaft ist in der Praxis eine Kombinationsanlage von Ligament- und Muskeltechniken.

In Kombination mit einem schwarzen Tape, kann erfahrungsgemäß eine verstärkte Stabilisation hervorgerufen werden.

2.4.3 Faszientechnik

Bei Nutzung des Faszientapes wird die Haut sichtbar mechanisch verschoben.[15] Nach Anlegen einer Tapebasis werden die Zügel eines Y-Tapes oder der Schenkel eines I-Tapes pulsierend in die Richtung angelegt, in welche die Muskelfaszie verschoben werden soll. Aufgrund dieser pulsierenden Tapeapplikation wird die Basis in die Zugrichtung der Schenkel bzw. Zügel gezogen. Im Gegensatz zur Korrekturtechnik beschränkt sich die Wirkung hierbei auf eine oberflächliche Verschiebung der Hautschichten und Muskelfaszie.

---

[15] Vgl. Pohlmann, Ernst, FN 3, S.60.

Notwendig wird diese Anlageform vor allem bei chronischen Muskelbeschwerden, wodurch Faszienverklebungen [16] entstehen können.

2.4.4 Korrekturtechnik

Im Gegensatz der Vielzahl anderer Tapetechniken, werden Tapes mittels der Korrekturtechnik über anatomisch verlaufende Strukturen hinweg geklebt, „da diese in ihrer Position zueinander beeinflusst werden sollen." [17] Differentialtherapeutisch ist die Korrekturtechnik von der Faszientechnik abzugrenzen. Im Gegensatz zur Faszientechnik ist der Effekt der Korrekturtechnik viel tiefwirkender. Zu bedenken ist die Anlage der Tapebasis. Diese muss in die Richtung gesetzt werden, in welche der oder die Zügel des Tapes die Gewebestruktur verschieben sollen. Die vollständige Anlage erfolgt mit maximalem Zug. Bei fertiger Tapeanlage ist kein optischer Unterschied zum Faszientape auszumachen.

Häufig finden Korrekturtechniken bei Fehlstellungen und Gelenksblockierungen Anwendung. Eine zunehmende Bedeutung erhalten Korrekturanlagen an Narbengewebe. Hier ist die Applikation grundsätzlich gleich, jedoch werden kleinere Tapestreifen verwandt, welche kreuzförmig auf die Narbe geklebt werden. Die zu verwendende Technik bleibt die Gleiche.

2.4.5 Lymphtechnik

Die Lymphtechnik, welche in den Niederlanden entwickelt wurde, ist die umstrittenste Technik im ganzheitlichen Kinesiotaping. Eine Gruppe von Therapeuten vertritt die Meinung, Lymphtapes immer entgegen der Abflussrichtung[18] der Lymphe aufzukleben um mehr Lymphgefäße zu aktivieren, die andere Gruppe steht für die Applikation mit dem Verlauf der Lymphgefäße[19] zur Intensivierung der Lymphdrainage ein. Auch bei der Verlegung einer Fächerform und deren Tentakel differieren die Auffassungen.

---

[16] Vgl. Kumbrink, Birgit, FN 7, S. 27.
[17] Vgl. Pohlmann, Ernst, FN 3, S.56.
[18] Vgl. Pohlmann, Ernst, FN 3, S.66.
[19] Vgl. Kumbrink, Birgit, FN 7, S. 31.

Einerseits werden Tentakel nicht über die Basis eines vorgeschalteten Lymphfächers gelegt, andererseits vertreten Lymphtherapeuten die Auffassung der Intensivierung der Drainagewirkung aufgrund der Überlappung. Die Applikation scheint laut der gegebenen Literatur verschieden zu sein. Die Zielsetzung ist beide Mal gleich- Lymphatische Last durch die Unterstützung des Lymphsystems abzudrainieren. Hierzu ist es notwendig die Basis an die Position zu legen, wo lymphatische Last hin transportiert werden soll. Oft wird dies nach Unfällen mit Prellungen oder Knochenbrüchen bzw. bei chronischen Stauungszuständen notwendig. Ergänzend zur KPE oder MLD beweist das Lymphtape nachweislich die Minderung von primären oder sekundären Ödemen sowie Hämatomen.

Lymphtapes können mit zwei Tapeformen appliziert werden. Die Indikation hierzu bestimmen der Stauungszustand des Patienten und der Therapeut, welcher zwischen dem Lymphfächer und der Lymphspirale entscheiden kann. (siehe Abb. h) Beide Male werden die zu beklebenden Regionen in Vordehnung gebracht um das Tape mit 25% der Elastizität bei fixierter Basis aufzukleben. Convolutions sind hierbei möglichst zu vermeiden, da es unter diesen Partien wieder zur Anreicherung von Lymphe kommen kann.

In Kombination mit anderen Tapetechniken ist festzustellen, dass Lymphtapes immer zuerst appliziert werden.

3. Farb- und Lichttherapie

Hinführung zur farblichen Bedeutung und Farbtherapie.

In jedem Moment seines Seins empfindet der Mensch Gefühle. Er riecht, schmeckt, ertastet und hört. Doch nichts im Leben ist für den Menschen so wichtig wie das Sehen. 80% der Reizaufnahme erfolgt beim Menschen über das Sehorgan. Ermöglicht durch die Augen, eröffnet uns die Verarbeitung von Lichtreizen eine weite Welt verschiedenster Eindrücke. So spielen Farben in unserer Existenz eine entscheidende Rolle und beeinflussen sogar unser Bewusstsein und unsere Empfindungen. Schon die alten Ägypter bauten zur Anregung körpereigener Heilungsprozesse, Farbtempel mit sieben verschiedenfarbigen Räumen um diese zur Farblichtbehandlung zu nutzen. Die Sonne, die uns das Licht schenkt, galt schon in der Mythologie als etwas Göttliches und steht heutzutage im Mittelpunkt unseres Sonnensystems. Die heilende Wirkung der Farben, die erst durch das Aussenden der Lichtquanten durch die Sonne entstehen können, erfährt wieder zunehmende Bedeutung in unserer modernen Gesellschaft, in der Depressionen und körperliche Erkrankungen kontinuierlich zunehmen. Die wohl modernste Form der abgewandelten Farbtherapie hat in eine der neuesten Therapiemethoden Einzug gehalten, die zunehmend den therapeutischen Alltag bestimmt- das kinesiologische Taping.

Die Brisanz der im Taping verwandten Farben wird im Folgenden entschlüsselt und in Bezug zu farbtherapeutischen Ansätzen gesetzt.

3.1   Licht, Energie und die Entstehung von Farben

Aus physikalischer Sicht entstehen Farben durch unterschiedliche Lichtquanten, die in festgeschriebenen Mischungsverhältnissen vorliegen. Die Farbwahrnehmung entsteht- in stark vereinfachter Form- in der anatomischen Struktur des Gehirns, nachdem Licht von den Zapfen des Auges aufgenommen und über den Sehnerv zum Gehirn weitergeleitet wurde. [20] Farben sind wissenschaftlich betrachtet nunmehr elektromagnetische Wellen unterschiedlicher Wellenlängen, wobei jede Farbe durch eine spezifische Wellenlänge bestimmt wird. Rot ist beginnend mit ca. 800nm [21] die längste Wellenlänge und Violett mit zirka 390nm [22] die kürzeste, die vom menschlichen Auge wahrgenommen werden kann.

Die Erkenntnis über den Wellenlängenbereich, lässt den Schluss zu, dass je kürzer Wellenlängen sind, pro Zeiteinheit mehr Energie übertragen wird als bei längeren Wellenlängen.

Zwischen der Farbe Rot und Violett liegen alle Farben, wie Orange, Gelb, Grün oder Blau. Die Gesamtheit aller Farben wird wiederum als Farbspektrum bezeichnet, wobei die Mischung aller Farben zu gleichen Teilen die Farbe Weiß ergibt. Weiß ist die charakteristische Farbe des Sonnenlichts und stellt sich somit die „farblose Energiestrahlung" [23] dar. Da Schwarz im Farbspektrum als einzige Farbe nicht enthalten ist, wird auch diese Farbe, ergänzend zu Weiß, als „Nichtfarbe" bezeichnet.

Schlussendlich kann man feststellen, dass das „was wir Licht nennen, [...] jene von der Sonne ausgesendeten Energiestrahlen [sind], die [...] auf der Erde ankommen", [24] wobei Farben als Sinneseindruck erst durch den Prozess des Sehen entstehen.

---

[20] Vgl. Küppers, Harald, Farbenlehre – Ein Schnellkurs, Dumont, Köln, 2010, S.71.
[21] Vgl. Itten, Johannes, Kunst der Farbe- Studienausgabe, Englisch Verlag, Freiburg, 2009, S.16.
[22] Vgl. Itten, Johannes, FN 22, S.16.
[23] Küppers, Harald, FN 21, S.70.
[24] Vgl. Küppers, Harald, FN21, S. 70.

3.2 Farbdeutung

3.2.1 Allgemeine Farbbedeutung

Tagtäglich interagieren Lebewesen mit ihrer Umwelt. Bewusst und unbewusst entsteht folglich ein Austausch von Informationen, die aufgenommen und ausgesendet werden. Das Empfinden und Anwenden von Farben gehört zu einem solch aufgeführten Informationsaustausch. Bewusst definiert der Mensch seine Lieblingsfarbe, versteht die Signalfarbe Rot als Warnung und assoziiert mit Gelb die Sonne. Ebenso unbewusst drückt er z.B. mit seiner Farbanwendung aber auch Informationen darüber aus, wie es um seinen Gefühlszustand emotional beschaffen ist. Er strebt nach maximalem Wohlbefinden, weil er in diesem Zustand keine störenden Einflüsse wahrnimmt. Entscheidend zum Wohlbefinden trägt die farbliche Gestaltung der Umgebung bei. Vor allem die Körperbedeckung ist hierbei von entscheidender Bedeutung, denn mit Farben drücken wir unbewusst, aber auch bewusst, etwas aus. Sind wir Menschen beispielsweise in Trauer oder wollen wir uns von der Masse abgrenzen, so kleiden wir uns Schwarz. Verwendet man in Büchern für Verweise und Bemerkungen gelbe Post-it®, so kann dies für geistige Beweglichkeit, schöpferischen Austausch oder auch als „bewusster Einsatz von Verstand und Konzentration" [25] verstanden werden.

Jede Farbe steht für bestimmte Symboliken, wobei jede Farbe individuell verschieden empfunden werden können.

3.2.2 Bedeutung von Farben in der Farbtherapie [26]

Man kann nachweislich mit Farben, Sinneswahrnehmungen und Wohlbefinden manipulieren und somit auch Therapien gestalten. In der Farbtherapie werden, zur Feststellung der richtigen Alltagsfarbe, Farbtests durchgeführt. Für die gezielte Bestrahlung mit farbigem Licht werden hauptsächlich Nomenklaturen

---

[25] Kraaz von Rohr, Ingrid, Farbtherapie, Nymphenburger, München, 2008, 3. Auflage, S.145.
[26] Vgl. Kraaz von Rohr, Ingrid, FN 25, S.64.

herangezogen, welche verschiedene Wirkungen hervorrufen sollen, um daraufhin bestimmte Körperregionen zu behandeln.

Im Folgenden wird ein grober Überblick über die häufigsten Farben in der Farbtherapie geschaffen, wobei eine Beschränkung auf die wesentlichen Aspekte der therapeutischen Wirksamkeit erfolgt. Zusätzlich sind Behandlungsbeispiele für Tapeanlagen angeführt.

3.2.2.1 Kalte Farben

Indigo ist ein tiefes Dunkelblau und wirkt auf behandelnde Regionen beruhigend und schmerzlindernd. Zusätzlich beschleunigt es die Wundheilung bei Verletzungen und mindert Ödeme. Es verhilft zur wohlbefindlichen Entspannung. Anzuwenden ist dies vor allem bei Muskelüberspannungen oder Reizzuständen mit und ohne Ödeme.

Blau - Das klassische Blau verschafft Stärke und Ruhe. Es wirkt vor allem kühlend und beruhigend, es hilft bei Wundheilungsstörungen und lässt ergänzend zu Indigo Ödeme zurückgehen. Blau ist besonders bei extremer Hitze, Entzündung, Fieber oder Wärme zu empfehlen.

Hellblau lehnt sich an ein sanftes eisfarbenes Blau an. Es wirkt hauptsächlich beruhigend, jedoch nicht kühlend. Hellblau steht für eine sehr sanfte Entspannung. Es ist ähnlich wie Pink, jedoch spezifisch bei Entzündungszuständen in Kombination mit Blau zu verwenden.

Lemon ist ein grasgrüner Farbton, welcher bei der Lösung von Blockaden eingesetzt werden kann. Zusätzlich ist hier eine Stärkung des Immunsystems möglich (gezielt bei Husten, Bronchitis.)[27] Bei tiefen Blockierungen von Gelenken ist die Anwendung möglich.

Grün wirkt als emotionsneutralisierende Farbe und verleiht Sicherheitsgefühl. Es steht somit für gezielte Neutralisierung.

---

[27] Vgl. Kraaz von Rohr, Ingrid, FN 26, S. 64.

3.2.2.2 Warme Farben

Gelb - Unter Gelb versteht sich hier das Sonnengelb, welches durch die Assoziation zur Sonne eine leuchtende und aufheiternde Wirkung hat und Lebensfreude stimuliert. Es stärkt den Lymphfluss und die Nerventätigkeit und kann die Verdauung anregen. Zusätzlich verbessert Gelb die Hirntätigkeit. Folglich kann eine ganzheitliche Wirkung auf das ZNS erfolgen. Applizierbar ist Gelb bei neutralen Anlagen als Alternative zu Beige.

Orange heitert das Wohlbefinden auf und stärkt den Lebensmut. Zusätzlich hilft es „bei Krämpfen und Gasen des Unterleibs." [28] Anzuwenden ist Orange durch seine aufheiternde Wirkung zur Unterstützung zum Lösen von Depressionen und zur Motivation.

Rosa, was häufig auch als Pink bezeichnet wird, wirkt harmonisierend und löst Blockaden, körperlicher oder geistiger Natur. Nach Gelenksdeblockierungen oder nervaler Überreizung kann es Anwendung finden.

Rot ist eine sehr intensive und aggressive Farbe. Sie ist aktivierend und wirkt stoffwechselanregend sowie wärmend. Aufgrund des emotional hohen Energiepotentials erzeugt Rot bei übermäßiger Anwendungen Aggressivität. In Verbindung mit tonisierenden Muskelanlagen ist diese Farbe sehr gut geeignet.

3.2.2.3 „Nichtfarben"

Schwarz ist aus physikalischer Sicht keine Farbe, jedoch nehmen wir sie als optischen Reiz wahr. Ob schwarz also eine Farbe ist oder nicht, ist eine theoretische Farbe[29]. Schwarz hat klaren symbolischen Charakter, welche keiner anderen Farbe zuzuschreiben ist. Es kann die Symbolik jeder anderen Farbe ins Gegenteil wenden. Besonders bei Gelenksinstabilitäten verleiht Schwarz in Kombination mit Ligamentanlagen Stabilität und Sicherheit.

---

[28] Vgl. Kraaz von Rohr, Ingrid, FN 26, S. 64.
[29] Vgl. Heller, Eva, Wie Farben wirken, Rowohlt Taschenbuch Verlag, Hamburg, 2009, 5. Auflage, S.89.

Beige beschreibt die Farbe der Haut, wobei ihr eine neutrale Symbolik zugeschreiben wird. Im Kinesiotaping entscheidend für unauffällige Anwendungen, da es Erdverbunden und Standhaftigkeit beweist. Es hat keine spezifische Wirkung.

3.3 Bestimmungstests für Farbanwendungen

Verschiedene Farben bestimmen unseren Alltag, unser Wohlbefinden und unsere Umwelt. So gibt es verschiedenste Tests, wie man Licht für den Organismus nutzbar machen kann. Die Anwendung von Energie ist mit verschiedenen Farbtests messbar.

Man geht davon aus, dass die zu testende Person stets gleiche Voraussetzungen hat, um wissenschaftliche Kriterien wie Objektivität, Reliabilität und Validität zu wahren. Weiter geht man davon aus, dass die Wellenlänge, d.h. die Energie, auf die zu testende Person übertragen wird. Die Grundannahme dieser Farbtests ist, dass die zu testende Person unbewusst genau die Farbe auswählt, die ihr eine Verbesserung eines bestimmten Parameters, wie z. B. der Muskelkraft, verschafft. Diese Tests dienen der alternativen Farbauswahl neben der allgemeinen Farbwirkung.

Zur Erläuterung dient neben dem autonomen Muskeltest, dem Spiegeltest und dem Auswahltest lediglich der dialoge Muskeltest. Bei diesem Test werden Zeigefinger und Daumen der zu testenden Person fest zusammengepresst. Zeitgleich bringt der Partner die zu testende Farbe, welche die Testperson nicht erfahren darf, auf eine Körperregion auf. Alternativ kann der Farbstreifen in die andere Hand des Probanden gegeben werden. Daraufhin versucht der Partner die Pinzettenhaltung zu lösen. Die Farbe, welche einen maximalen Widerstand gegen die Pinzettengriföffnung ermöglicht, ist die Farbe, die der Körper der zu testende Person unbewusst verlangt.[30] „Der Muskeltest dient Kinesiologen als „Biofeedback-System", als eine „Sprache" des Körpers"[31]

Alle Farbtests sind nicht standardisiert und können individueller Anpassung unterliegen. Unabdingbar ist, dass die Tests zur Farbbestimmung anhand des Parameters Muskelkraft durchgeführt werden. Weiter ist die beschriebene Testung, zur Bestimmung der Farbapplikation im kinesiologischen Taping die am häufigsten Angewandte, wenngleich die kinesiologische Anlagetechnik nicht beeinflusst wird.

3.4   Transfer der Farbtherapie in die K-Taping Therapie

Auf der Basis der Farbtherapie transferierte der Therapeutenkreis der Kinesiotapetherapeuten, beginnend mit Dr. Kenso Kaze, die unterschiedlichen Farbwirkungen zur Methodik des Tapings. Das Wissen der Farbtherapie wird, unterstützend zur kinesiologischen Wirksamkeit der verschiedensten Anlagetechniken, zu Rate gezogen, um ein Optimum am Konzept der ganzheitlichen Therapie zu erreichen. Die Auffassungen, welche Farben tatsächlich notwendig sind, sind unterschiedlich. So verwenden Therapeuten des K-Active® schwarz, beige, pink und hellblau, Therapeuten des Medi-Taping® ausschließlich gelb, rot und blau und Vertreter des Dolo-Taping® wiederum von weiß bis beige alle Farben, außer schwarz.

Die Differenzierung zu verschiedenen Blautönen ist in der Tapingtherapie nicht vorgesehen, und wird allgemein nur als kühlend beschrieben.

---

[30] Vgl. Kraaz von Rohr, Ingrid, FN 26, S. 150.
[31] Pohlmann, Ernst, FN 3, S. 14.

4. Kohärente Kritisierung

Der therapeutische Ansatz der Kinesiologen ist eines der effektivsten in der ganzheitlichen Therapie. Das Anwenden der Methode des Kinesiotapings ist zudem oft schwieriger, als optisch erkennbar ist.

Eine gute kinesiologische Anlage wird durch viele Faktoren bestimmt. Beginnend mit der Austestung anatomischer Strukturen durch einen erfahrenen Therapeuten folgt eine Vielzahl verschiedener Arbeitsschritte. Steht die individuell anzuwendende Anlage fest, entscheidet der Therapeut durch Testverfahren die genaue Farbe, welche die Klebestreifen haben sollen. Hierzu muss er die Wirkung der Farben aus der Farbtherapie genau kennen um eine positive Verstärkung der Tapes zu unterstützen.

Ob eine Anlage kühlend wirken soll und gleichzeitig tonisierend, oder wärmend mit zeitgleicher Detonisierung, wird nicht alleinig durch die Auswahl der Farbe oder Tapetechnik bestimmt. Es ist eine Synthese beider Therapiekonzepte und bedingt die Austestung verschiedener Parameter.

Die Anwendung von Tapes ist, im Gegensatz zur Auffassung vieler Zweifler, kein alleinig wirkender Placebo-Effekt. Es ist die effektivste Form einer Therapie überhaupt, da gesunde körperliche Strukturen zur Unterstützung der Heilung erkrankter Strukturen hinzugezogen werden. Es kommt somit zu einer sehr guten Heilungsquote.

Hauptsächliche Wirkung entfaltet hierbei vor allem die spezielle Anlagetechnik und die Farbmanipulation. Die Therapie erfolgt somit nicht nur direkt strukturell. Vor allem über unser wichtigstes Organ, dem Auge, nehmen wir Umgebungsreize auf. Denn wie eingangs beschrieben, nimmt der Mensch 80% der Reize über das Auge auf.

Die Euphorie, die das Kinesiotape 1973 bei seiner Veröffentlichung auslöste, ist nicht unberechtigt. Mit besten Therapieergebnissen und guten Erfolgen bei Krankheiten akuten und chronischen Verlaufs hat sich das Wunder der bunten Klebestreifen weltweit verbreitet.

Um eine wirkungsvolle Therapie zu ermöglichen, ist es unabdingbar sich das Optimum beider Therapiekonzepte zu Nutze zu machen. Hierzu ist es nicht ausreichend, wie es in der Summe aller Tapekonzepte suggeriert wird, den Farben nur eine untergeordnete Rolle zuzuordnen.

Zusätzlich wird das Beachten von Farbwirkungen in Kombination oder im Kontrast, im Sinne der Ästhetik, mehr Bedeutung gewinnen müssen. Denn auch hier ist die Farbenlehre dem Kinesiotaping viele Schritte voraus. Viele Tape-Therapeuten testen lediglich zu verwendenden Farben aus, wobei es ergänzend entscheidend wird, welche Farbkombinationen zur Intensivierung oder Abschwächung der Farbwirkung eingesetzt werden können. So hat, wie oben beschrieben, schwarz eine stark abschwächende Wirkung auf andere Farben, oder kann diese sogar negativieren.

Festzuhalten ist, dass neben kinesiologischer Austestung und farbtherapeutischer Anwendung, multiple Faktoren den Erfolg einer Therapie mit einem elastischen Tape nur dann verbessern werden, wenn zusätzlich eine wertorientierte Nutzung des Placebo erfolgt, um folgerichtig Motivationsaspekte und Suggestionseffekte zur Linderung einer Symptomatik zu setzen.

Fraglich sind aus farbtherapeutischer Sicht all jene Tapekonzepte, welche nur ein Minimum des Wissens der Farbtherapie und Farbenlehre nutzen und nur mit einem kleinen Anteil aller möglichen Farben kleben.

Zukünftig werden die Publikationen verschiedenster Tapeforschungen interessant, in welchen die Wirkung der Anlagen nachgewiesen wird. Viele Fragen sind weiter offen. Hierzu zählt die Erforschung der farblichen Abhängigkeiten. Wird es beispielsweise notwendig werden, nach der Lieblingsfarbe eines Probanden zu fragen um diese mitzuverwenden? Ist eine geschlechtsspezifische Farbabhängigkeit zu erkennen?

Patienten, Sportler und Therapeuten dürfen gespannt sein auf die Ergebnisse, die die experimentelle Physiotherapie und Ergotherapie aus den Erforschungen hervorbringen werden um das Taping weiter zu verbessern.

5. Verzeichnisse

5.1 Abkürzungsverzeichnis

Vgl.	Vergleich
FN	Fußnote
S.	Seite
Abb.	Abbildung
bzw.	Beziehungsweise
z. B.	zum Beispiel
d.h.	das heißt
uvm.	und vieles mehr
engl.	Englisch
altgr.	Altgriechisch

5.2 Literaturverzeichnis

Pohlmann, Ernst, Physio-Taping Kinesiologisches Taping in der Manual- und Physiotherapie, Spitta Verlag, Balingen, 2010, 1. Auflage

Sielmann, Dieter, Medi-Taping Schmerzfrei durch den Alltag, Trias Verlag, Stuttgart, 2010, 3. Auflage

Kumbrink, Birgit, K-Taping – Ein Praxishandbuch, Springer, Heidelberg, 2009

Küppers, Harald, Das Grundgesetz der Farbenlehre, Köln, 2004, 10. Auflage

Kraaz von Rohr, Ingrid, Farbtherapie, Nymphenburger, München, 2008, 3. Auflage

Küppers, Harald, Farbenlehre – Ein Schnellkurs, Dumont, Köln, 2010

Itten, Johannes, Kunst der Farbe- Studienausgabe, Englisch Verlag, Freiburg, 2009

Heller, Eva, Wie Farben wirken, Rowohlt Taschenbuch Verlag, Hamburg, 2009, 5. Auflage

Breitenbach, S., Psychologie im Sport, Meyer & Meyer, Aachen, 2006, 4. Auflage

http://www.stangl.eu/psychologie/definition/Physiologie.shtml,   16.07.2011, 12.42Uhr

5.3 Abbildungsverzeichnis

6. Fachbegriffe

Physiologie	„Physiologie ist die Lehre von den funktionellen Leistungen der Zellen und Organe." [32]
Pathologie	Lehre der krankhaften Veränderungen
Convolutions	kinesiologischer Fachterminus für Wellenbildung
Tape	engl. für Klebeband
Kinesiologie	altgr. ,kinesis'; übersetzt „Bewegung"
afferent	aufsteigend, zum ZNS hin
efferent	absteigend, vom ZNS weg
Reflexbogen	Als Reflexbogen bezeichnet man den Weg, den ein Reiz als Reflex vom Auslöser zum reagierenden Organ ohne Beteiligung des Gehirns auf Rückenmarkseben nimmt.
Nozizeption	Reizaufnahme durch Schmerzrezeptoren
Nozizeptoren	Schmerzrezeptoren
NSB	bezeichnet den Zusammenhang zwischen Reizaufnahme und Schmerzentstehung und der folglich entstehenden muskulären Veränderung.
ZNS	Zentrales Nervensystem
Azidose	Übersäuerung durch Wasserstoffionen-Überschuss

---

[32] http://www.stangl.eu/psychologie/definition/Physiologie.shtml, 16.07.2011, 12.42Uhr

Normotonisierung	Maßnahme, um einen Muskel in einen physiologischen Spannungszustand zu bringen
Detonisierung	muskuläre Spannung senken
Punktum fixum	fixierter Distanzpunkt eines Hebels
Punktum mobile	bewegter Distanzpunkt eines Hebels
PNF Konzept	propriozeptive neuromuskuläre Fazilitation beschreibt das neuro-muskuläre Zusammenspiel in Funktionen, d.h das Zusammenspiel von Muskeln und Nerven
Fazilitation	Anbahnung auf neuronaler Ebene
KPE und MLD	Kurzform für Komplexe- Praktische- Entstauungstherapie und manuelle Lymphdrainage zur Verminderung von Lymphstauung
drainieren	Prozess therapeutischer Lymphentfernung
Lymphe	übersetzt „klares Wasser" und bildet neben dem Blut die zweite Körperflüssigkeit
Cortex	Hirnrinde, dient zur Verarbeitung von Aktionspotentialen
Ligament	anatomische Bezeichnung für Bänder
Faszien	Fachterminus für Muskelbeutel
nm	Nanometer, physikalische Einheit eines Millionstel Millimeter

Indigo	kunstliterarische Bezeichnung für Dunkelblau
Post-it®	allgemeines Synonym für Klebezettel
Objektivität	Antworten bzw. Messwerte sind unabhängig
Reliabilität	Zuverlässigkeit einer Messung, d.h. Wiederholbarkeit einer Testung
Validität	Eignung eines Messverfahrens

7. Anhang

zu 2.1 Grafiken zur Verdeutlichung der starren Tapes zu kinesiologischen Tapes

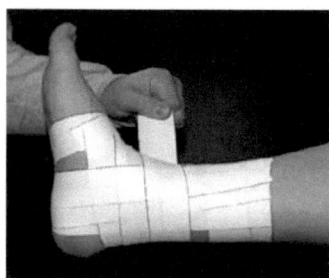

Abb. a)

starres Leuko®- Tape zur Sprunggelenks- stabilisation

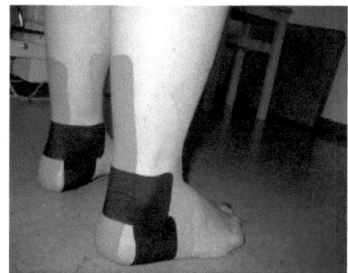

Abb. b)

Kinesiologisches Tape mit unterschiedlichen Anlagetechniken zur Sprunggelenksstabilisation

zu 2.4 Grafiken zur Verdeutlichung verschiedener Tapeformen

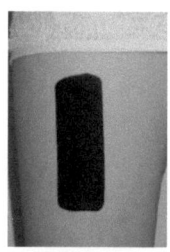

Abb. d) Beispiel für ein I- Tapestreifen

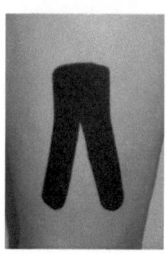

Abb. e) Beispiel für ein Y- Tapestreifen

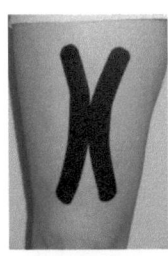

Abb. f) Beispiel für ein X-Tapestreifen

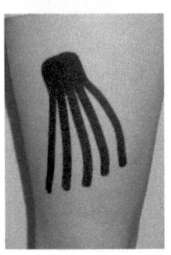

Abb. g) Beispiel für ein kinesiologisches Fächertape

zu 2.4.5 Lymphfächer

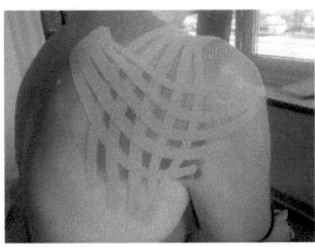

Abb. h) doppelter Lymphfächer bei subkutanem, intramuskulärem Hämatom der Rotatorenmanschette in beige

BEI GRIN MACHT SICH IHR WISSEN BEZAHLT

AF143593

- Wir veröffentlichen Ihre Hausarbeit,
  Bachelor- und Masterarbeit

- Ihr eigenes eBook und Buch -
  weltweit in allen wichtigen Shops

- Verdienen Sie an jedem Verkauf

Jetzt bei www.GRIN.com hochladen und kostenlos publizieren

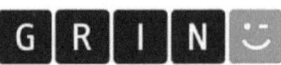

Bibliografische Information der Deutschen Nationalbibliothek:

Die Deutsche Bibliothek verzeichnet diese Publikation in der Deutschen National-
bibliografie; detaillierte bibliografische Daten sind im Internet über http://dnb.d-
nb.de/ abrufbar.

Impressum:

Copyright © 2015 GRIN Verlag, Open Publishing GmbH
Druck und Bindung: Books on Demand GmbH, Norderstedt Germany
ISBN: 9783668218277

Dieses Buch bei GRIN:

http://www.grin.com/de/e-book/321958/konzepte-und-strategien-der-individuellen-
gesundheitsfoerderung-planung

Anonym

Konzepte und Strategien der individuellen Gesundheits-
förderung. Planung einer Präventionsmaßnahme im
Rahmen eines Kurskonzeptes im Handlungsfeld Ernährung

GRIN Verlag

GRIN - Your knowledge has value

Der GRIN Verlag publiziert seit 1998 wissenschaftliche Arbeiten von Studenten, Hochschullehrern und anderen Akademikern als eBook und gedrucktes Buch. Die Verlagswebsite www.grin.com ist die ideale Plattform zur Veröffentlichung von Hausarbeiten, Abschlussarbeiten, wissenschaftlichen Aufsätzen, Dissertationen und Fachbüchern.

Besuchen Sie uns im Internet:

http://www.grin.com/

http://www.facebook.com/grincom

http://www.twitter.com/grin_com

Inhaltsverzeichnis

1 Grundlegende Angaben zum Schwerpunktthema der geplanten Präventionsmaßnahme

1.1 Titel

Die vorliegende Arbeit hat die „Planung einer Präventionsmaßnahme nach dem individuellen Ansatz" zum Thema. Die Präventionsmaßnahme findet im Rahmen eines Kurskonzeptes im Handlungsfeld Ernährung statt. Das Konzept wird in Anlehnung an den „Leitfaden Prävention – Handlungsfelder und Kriterien des GKV-Spitzenverbandes zur Umsetzung von §§20 und 20a SGB V vom 21.Juni 2000 in der Fassung vom 27.August 2010" erstellt. Der GKV-Spitzenverband gibt klare Kriterien, die es zu erfüllen gilt, damit die Maßnahmen von den Krankenkassen gefördert werden.

Der Titel des Kurses lautet „Leichter durch den Alltag". Durch den Titel soll ein positives Bild assoziiert werden. Zum einen geht es um Gewichtsreduktion. Man bewegt sich „leichter", also mit weniger Körpergewicht im Alltag. Des Weiteren steht auch die Alltagsbewältigung im Bezug zur Ernährung im Vordergrund. Diese soll im Rahmen des Kurses durch Erlernen entsprechender Techniken und nötigem Wissen „erleichtert" werden, so dass eine langfristige und wirksame Verhaltensänderung erreicht werden kann. Bei der Auswahl des Titels wurden bewusst unnötige Zusätze wie dauerhaft, langfristig oder eigenständig weggelassen. Der Titel soll den Eindruck eines einfach umzusetzenden aber trotzdem wirkungsvollen Konzeptes erwecken und nicht unnötig kompliziert sein.

1.2 Handlungsfeld und Präventionsprinzip

Nach dem §20 Abs. 1 SGB V handelt es sich um eine Primärprävention. Die geplante Präventionsmaßnahme ist dem Handlungsfeld Ernährung zuzuordnen. Vor allem wird nach dem Präventionsprinzip der „Vermeidung und Reduktion von Übergewicht" vorgegangen. Da es schwer ist, eine klare Abgrenzung zu ziehen und die Prinzipien zusammenhängen, findet auch die „Vermeidung von Mangel- und Fehlernährung" ihre Anwendung.

2

1.3 Daten zum bestehenden Gesundheitsproblem

Im Rahmen der „Studie zur Gesundheit Erwachsener in Deutschland" (DEGS) des Robert Koch Instituts wurden von 2008 bis 2011 (DEGS1) Daten zur gesundheitlichen Lage der erwachsenen Bevölkerung erhoben. Mensink, Schienkiewitz, Haftenberger, Lampert, Ziese und Scheidt-Nave (2013, S. 788ff) stellten dabei fest, dass 67,1% der Männer und 53,0% der Frauen übergewichtig sind. Dies decke sich mit der 1998 durchgeführten Studie BGS98 des Robert Koch Instituts. Sie konnten jedoch zeigen, dass der Anteil der Adipösen angestiegen sei. Nach Daten der BGS seien 18,9% der Männer und 22,5 der Frauen adipös. Dies sei auf 23,3% bei den Männern und 23,9% bei den Frauen in der DEGS1 gestiegen. Zwar sei die Mehrheit der jungen Erwachsenen mit einem Anteil von mehr als 60% normalgewichtig. Jedoch sei eine deutliche Zunahme der Adipösen bei den jungen Erwachsenen zu beobachten. Der Anteil der Normalgewichtigen nehme außerdem mit zunehmender Altersgruppe ab. Damit einhergehend steigt die Anzahl der Übergewichtigen mit zunehmendem Lebensalter. Insgesamt sei sowohl die Anzahl sowie der Anstieg mit zunehmender Altersgruppe von Adipösen bei Frauen weniger stark ausgeprägt als bei Männern.

Mensink et al. (2013, S. 788ff) stellten außerdem fest, dass die Übergewichtsprävalenz bei Frauen in allen Altersgruppen mit einem gesteigerten sozialökonomischen Status sinke. Bei Männern sei dies nicht zu beobachten. Jedoch nehme der Anteil der Adipösen bei beiden Geschlechtern mit zunehmenden sozialökonomischen Status ab.

Gemäß den Kriterien der WHO definierten sie den Schweregrad anhand des Body-Mass-Index [BMI= Körpergewicht (kg) / Quadrat der Körpergröße (m²)] in Untergewicht (BMI <18,5 kg/m²), Normalgewicht 18,5 - <25,0 kg/m²), Übergewicht (BMI ≥25 kg/m²), Präadipositas (BMI ≥25 – <30 kg/m²) und Adipositas (BMI ≥30 kg/m²).

Auch das Max-Rubner-Institut (2008, S. XI) kommt im Rahmen der Nationalen Verzehrs Studie II zu ähnlichen Ergebnissen. Es seien 66,0% der Männer und 50,6% der Frauen in Deutschland übergewichtig oder adipös. 20,5% der Männer und 21,2% der Frauen seien adipös.

Der Anteil der erwachsenen Übergewichtigen hat sich in Deutschland zwar nicht verändert. Jedoch ist die Zahl der Adipösen gestiegen. Dass Überwichtige mit einem immer

höheren Anteil an Adipösen die Mehrheit der deutschen, erwachsenen Bevölkerung ausmachen, ist eine erschreckende Entwicklung.

Nach der Deutschen Adipositas-Gesellschaft [DAG], der Deutschen Diabetes Gesellschaft [DDG], der Deutschen Gesellschaft für Ernährung [DGE] und der Deutschen Gesellschaft für Ernährungsmedizin [DGEM] (2014, S. 19ff) gilt Übergewicht bzw. Adipositas als ein wesentlicher Faktor für die Entstehung des Metabolischen Syndroms und deren Folgeerkrankungen. So erhöhe Adipositas das Risiko des Auftretens von Diabetes mellitus, Koronarer Herzkrankheit, verschiedener Formen von Arthrose, verschiedener Stoffwechselerkrankungen sowie anderer Krankheiten.

Auch Mensink et al. (2013, S. 786) stellen ein erhöhtes Risiko für Diabetes mellitus Typ II, Herz-Kreislauf-Krankheiten und bestimmte Krebsarten für Adipöse dar.

Die Daten verdeutlichen ganz klar den grundlegenden Bedarf an Präventionsmaßnahmen, um ein weiteres Fortschreiten der Prävalenz von Übergewicht und Adipositas zu mindern.

1.4 Wirksamkeitsbeleg

Um den Kursteilnehmern die Wirksamkeit der Präventionsmaßnahme gewährleisten zu können, basieren die Inhalte des Kurses auf wissenschaftlich gesicherten Empfehlungen.

In „Interdisziplinäre Leitlinie der Qualität S3 zur 'Prävention und Therapie der Adipositas'" geben die DAG et al. Empfehlungen bzgl. der Ernährung zur Prävention von Adipositas. Zusätzlich betonen sie jedoch, dass es lediglich wenig valide Untersuchungen gebe, was es erschwere, konkrete Empfehlungen zu Präventionsmaßnahmen zu geben. (DAG et al., 2014, S.29)

„Um Übergewicht und Adipositas zu verhindern, soll empfohlen werden, sich bedarfsgerecht zu ernähren (…) und das Gewicht regelmäßig zu kontrollieren" (DAG et al., 2014, S.30). Viele Studien zeigten, dass durch eine Anpassung der Energieaufnahme das Körpergewicht reduziert oder eine Zunahme verhindern werden könne.

„Um Übergewicht und Adipositas zu verhindern, kann empfohlen werden, den Verzehr von Lebensmitteln hoher Energiedichte zu reduzieren und den mit geringer Energiedichte zu erhöhen" (DAG et al., 2014, S.30).

4

Außerdem empfehlen sie die Reduktion von Fast Food, Alkohol und zuckerhaltigen Softdrinks (DAG et al., 2014, S.30).

Die Berücksichtigung der Energiedichte bei der Auswahl von Lebensmitteln wird von vielen Studien als eine wirksame Strategie der Bekämpfung von Übergewicht herausgestellt.

„Ein Ernährungsmuster mit niedriger Energiedichte kann helfen, das Körpergewicht zu halten bzw. zu senken. Die DGE schlussfolgert, dass Maßnahmen zur Gewichtskontrolle die Energiedichte der Nahrung berücksichtigen sollten" (Bechthold, 2014, S.2).

Eine reine Wissensvermittlung reicht jedoch nicht aus, um eine Veränderung des Gesundheitsverhaltens sicherzustellen. Göhner & Fuchs erläutern am MoVo-Prozessmodell, dass verschiedene Faktoren eine Verhaltensänderung beeinflussen. Das Ausmaß der Motivation sowie die Fähigkeit das angestrebte Verhalten auch wirklich in die Tat umzusetzen, seien zwei wesentliche Faktoren (Göhner & Fuchs, 2007, S.78). Im MoVo-Life Konzept gehe es daher um die „Festlegung von Gesundheitszielen (…), Erarbeiten von realistischen Verhaltensplänen (…), Identifizieren der inneren und äußeren Hindernisse (…), Entwickeln von Strategien zum Umgang mit diesen Hindernissen und mit konkurrierenden Intentionen (Barrierenmanagement) sowie Monitoring des neu implementierten Verhaltens" (Göhner & Fuchs, 2007, S.79).

„Empfohlen werden spezifische Methoden der Verhaltensmodifikation" (GKV-Spitzenverband, 2010, S.49) für eine nachhaltige Senkung des Körpergewichts.

Eine Kombination von der Vermittlung von evidenzbasierten Empfehlungen und einer Verbesserung der Umsetzungs- bzw. Handlungskompetenz scheinen die Wirksamkeit der Präventionsmaßnahme maßgeblich positiv zu beeinflussen.

1.5 Zielgruppe

Auch für die Zielgruppe gibt der GKV-Spitzenverband (2010, S.48ff) Vorgaben. So können an Präventionsmaßnahme Übergewichtige ohne Adipositas also mit einem BMI > 25 bis < 30 teilnehmen. Nach ärztlicher Rücksprache ist es auch für Personen mit einem BMI ≥ 30 bis < 40 möglich an dem Kurs teilzunehmen.

1.5.1 Soziodemografische Merkmale:

Wie Mensink et al. zeigen, weisen beide Geschlechter besorgniserregende Übergewichtsprävalenzen auf. Auch wenn Frauen etwas weniger betroffen sind, sollten trotzdem sowohl Männer als auch Frauen mit geeigneten Präventionsmaßnahmen unterstützt werden. Durch geeignete Maßnahmen und Techniken können beide Geschlechter unterstützt werden, von den jeweils anderen geschlechtsspezifischen Verhaltensstrategien zu profitieren.

Mit zunehmender Altersgruppe erhöht sich der Anteil der Übergewichtigen. Da jedoch auch der Anteil der Adipösen bei jungen Erwachsenen steigt, ist die Teilnahme an der Prtäventrionsmaßnahme für Erwachsene aller Altersstufen sinnvoll.

Eine Untersuchung von Schmidtke und Meyer (2011, S.8) zeigt, dass der Familienstand einen signifikanten Einfluss auf den BMI haben kann. So hatten ledige Personen gegenüber nicht ledigen einen höheren BMI. Da nicht ledige Personen jedoch meist einen direkten Einfluss auf das Gesundheitsverhalten ihres nahen sozialen Umfeldes wie z.B. den Partner oder die Kinder haben, sollen alle Personen unabhängig vom Familienstand die Präventionsmaßnahme in Anspruch nehmen können.

1.5.2 Sozialstatus

Wie Mensink et al. (2013, S. 788ff) feststellen, nimmt der Anteil der Adipösen mit zunehmendem sozialökonomischen Status ab. Schmidtke und Meyer (2011, S.8) konnten zeigen, dass je höher der Bildungsstand desto geringer ist der durchschnittliche BMI. Gleiches konnten sie für die berufliche Stellung zeigen. Daher sollten vermehrt sozial benachteiligte Personen von dem Kurs angesprochen werden. Außerdem soll die Maßnahme „einen Beitrag zur Verminderung sozial bedingter Ungleichheit von Gesundheitschancen" (GKV-Spitzenverband, 2010, S.35) erbringen. Damit richtet sich die Maßnahme eher an Personen mit einem niedrigeren Bildungsgrad, einer niedrigeren beruflichen Stellung sowie mit einem niedrigeren Einkommen. Andere Personen sind jedoch nicht von der Maßnahme ausgeschlossen.

1.5.3 Gesundheitszustand

Da es sich bei der Präventionsmaßnahme um Primärprävention handelt, werden vor allem gesunde Menschen fokussiert. Denn „Primärprävention umfasst alle spezifischen

Aktivitäten vor Eintritt einer fassbaren biologischen Schädigung zur Vermeidung auslösender oder vorhandener Teilursachen" (Schwartz et al., 2012, S.197). Der GKV-Spitzenverband (2010, S.49) präzisiert dies: „Erwachsene ohne behandlungsbedürftige Erkrankungen des Stoffwechsels oder psychische 'Ess-' Störungen".

1.5.4 Gesundheitsverhalten

Menschen, die bereits ein Bewusstsein für eine gesunde Lebensweise besitzen und diese in ihr Leben integrieren, nehmen eher Präventionsmaßnahmen in Anspruch, als Menschen die eine Absichtslosigkeit gegenüber einer gesunden Lebensweise hegen. Dabei ist das Potenzial für eine Verbesserung des Gesundheitsverhaltens bei den Absichtslosen am größten. Daher soll sich die Präventionsmaßnahme vor allem auf Menschen mit einer ungesunden Lebensweise fokussieren. Niedriges körperliches Aktivitätsverhalten, schlechte Ernährungsgewohnheiten sowie Alkohol- und Tabakkonsum sind daher Indikationen jedoch keine Bedingungen für den Kurs.

1.5.5 Kontraindikatoren, Ausschlusskriterien

Nach dem GKV-Spitzenverband (2010, S.49) sind sekundäre und syndromale Adipositasformen und psychiatrische Grunderkrankungen bzw. Essstörungen Ausschlusskriterien. Personen mit einem BMI $\leq$ 25 und $\geq$ 30 werden grundsätzlich auch ausgeschlossen.

1.5.6 Mögliche Teilnehmermotive und -ziele

Mögliche Teilnehmermotivationen können am Anfang des Kurses abgefragt werden. Die Teilnehmer könnten mit der Intention zur Reduktion ihres Übergewichts, der Steigerung ihrer Lebensqualität, des Erlernens von Wissen über Ernährung und Ernährungsverhalten und dem Austausch mit Gleichgesinnten den Kurs besuchen.

1.6 Ziele der Präventionsmaßnahme

Die folgenden Ziele werden im vierten Kapitel konkretisiert und in quantifizierbaren Größen wie Inhalt, Ausmaß und Zeit dargestellt.

Der GKV-Spitzenverband (2010, S.49) gibt für die „Vermeidung und Reduktion von Übergewicht" sowohl ein „gesundheitsförderndes Ernährungs- und Bewegungsverhalten" als auch eine „angemessene Gewichtsreduktion und -stabilisierung" als Ziel der Maßnahme an. Die folgenden Ziele orientieren sich daran.

1. Ziel

Die Teilnehmer reduzieren ihr Körpergewicht um 5kg innerhalb des Kurses.

Wie in 1.3 dargestellt, ist Übergewicht bzw. Adipositas ein Faktor für die Entstehung verschiedenster Krankheiten. Die Vermeidung von Adipositas stellt somit eine wirksame Strategie zur Prävention dieser Krankheiten dar.

Der Kurs gibt optimale Voraussetzungen, um das eigene Übergewicht zu reduzieren. Innerhalb von 10 Wochen ist eine Gewichtsreduktion um 5kg also 500g/Woche realistisch. Dabei sollte der Körperfettanteil möglich hoch sein. Dieser Wert wird in der Literatur immer wieder als angemessene Gewichtsreduktion angegeben.

2. Ziel

Steigerung der Motivation für körperliche Aktivität und damit eine Verbesserung des Bewegungsverhaltens der Teilnehmer. Außerdem soll mehr Bewegung in den Alltag integriert werden.

Da neben der Gewichtsreduktion auch die Gewichtsstabilisierung angestrebt wird, sollen die Teilnehmer mehr körperliche Aktivität in den Alltag integrieren. Durch mehr Bewegung und Sport wird die Energiebilanz positiv beeinflusst. Neben dem reinen Mehrverbrauch an Energie kommt es zu positiven Adaptionen des Stoffwechsels. Die Insulinsensibilität und der Fettstoffwechsel können zum Beispiel verbessert werden, was wiederum Vorteile bei der Gewichtsreduktion bringen kann.

3. Ziel

Verbesserung des Ernährungsverhaltens der Teilnehmer durch die Stärkung der Handlungskompetenz, der Motivation sowie der Selbstwirksamkeit.

Für die erfolgreiche Umsetzung der Gewichtsreduktion und -stabilisierung reicht es nicht aus, nur die Motivation und die Selbstwirksamkeit zu steigern. Göhner & Fuchs (2007, S.78) gehen davon aus, dass „Prozesse der Verhaltensänderung (…) darüber hinaus ganz wesentlich von der volitionalen Umsetzungskompetenz einer Person abhängen, d.h. von der Fähigkeit der Person, ein angestrebtes Verhalten auch in der Tat umsetzen zu können".

2 Inhaltlich-organisatorische Grobplanung des Kurskonzeptes

Tabelle 1: Kursinhalte (Eigene Darstellung)

Kursinhalt	Begründung
Förderung eines bedarfsgerechten und gesundheitsfördernden Ernährungsverhaltens	Nur durch die Änderung der Ernährungsgewohnheiten werden die Personen langfristig ihr Übergewicht reduzieren können.
Einüben eines verbesserten Koch- und Einkaufsverhaltens unter Einbeziehung des sozialen Umfelds und Berücksichtigung der Alltagssituation	Mit dem gezielten Einüben von gesundheitsbewusstem Einkaufen und Kochen soll die Handlungskompetenz der Teilnehmer erhöht werden. Außerdem wird die Motivation und die Selbstwirksamkeit der Teilnehmer erhöht, da diese realitätsnah neue Verhaltensweisen einüben. Für eine bessere Realisierung wird das soziale Umfeld und der Alltag der Teilnehmer berücksichtigt.
Ursachen des Übergewichts	Für die dauerhafte Reduktion von Übergewicht ist es nötig, sich mit der Entstehung und Ursachen von Übergewicht auseinanderzusetzen. Durch eine Wissensvermittlung wird die Handlungskompetenz der Teilnehmer erhöht.
Erkennen und Verändern von situationsabhängigem Essverhalten	Eingeprägte Verhaltensmuster sind immer wieder Gründe für einen Rückschlag in der Ernährungsumstellung. Durch gezieltes Erkennen von situationsabhängigem Essverhalten können Maßnahmen ergriffen werden, um eine erfolgreiche Ernährungsumstellung zu gewährleisten.
Flexible Verhaltenskontrolle	Die Teilnehmer lernen Möglichkeiten der Selbstbeobachtung und Selbstkontrolle, um ihre Zielerreichung kontrollieren und möglichen Abweichungen gegensteuern zu können.
Vermeidung des „Jo-Jo-Effekts"	Zur Vermeidung des häufig auftretenden „Jo-Jo-Effekts" wird speziell auf die Ursachen und Möglichkeiten der Vermeidung eingegangen. So wird eine langfristige Gewichtsabnahme gefördert.

9

Die Kursinhalte richten sich nach den Kriterien für die Prozessqualität aus den Leitlinien des GKV Spitzenverbandes (2010, S.37). So umfasse eine Maßnahme mindestens 8 wöchentliche Einheiten mit einer Dauer von jeweils 45 Minuten. Maximal solle sie jedoch 12 Einheiten á 90 Minuten nicht überschreiten. So scheinen 10 wöchentliche Einheiten á 90 Minuten als ein guter Kompromiss. Die Dauer ist nicht zu lang, um potenzielle Teilnehmer abzuschrecken und trotzdem bleibt ausreichend Zeit, um wichtige Kompetenzen erlernen zu können. Mit einer Aufteilung von je 45 Minuten Theorie und Praxis können ausreichend theoretische Inhalte erlernt und Anregungen zu deren praktischer Umsetzung gegeben werden.

Nach dem GKV Spitzenverband (2010, S.37) solle eine Gruppe aus maximal 15 Personen bestehen, damit könne allgemein die Wirtschaftlichkeit sowie die Motivationsstärkung der Teilnehmer sichergestellt werden.

In der Gruppe kann außerdem die Motivation der Teilnehmer durch gemeinsame Ziele gesteigert werden und eine soziale Kontrolle durch die Gruppe ausgeübt werden.

Tabelle 2: Allgemeine Kursinhalte (Eigene Darstellung)

Gesamtdauer	10 Wochen
Anzahl und Zeitdauer der Kurseinheit	Wöchentlich 10 Einheiten á 90 Minuten
Zeitaufteilung von Theorie- und Praxiseinheiten	45 Minuten Theorie und 45 Minuten Praxis
Maximale Teilnehmerzahl	15 Personen
Anzahl und Qualifikationen des Betreuungspersonals	Mindestens ein Kursleiter mit einem stattlich anerkannten Berufs- oder Studienabschluss im Bereich Ernährung oder einer gültigen Zusatzqualifikation nach den Leitlinien des GKV Spitzenverband (2010, S.50) und dem Nachweis über die Einweisung in das durchzuführende Programm.
Kursanbieter	Als Kursanbieter kommen generell alle Fachkräfte in Frage, die die nötigen Anforderungen erfüllen. Sie benötigen vor allem die nötigen Qualifikation und Ressourcen. Dabei kann es sich um private Anbieter oder auch Organisationen wie Volkshochschulen sowie Vereine handeln.
Erforderliche Ressourcen	• Medien: Beamer, Flipchart, Moderationswand • geeignete Räumlichkeiten für 15 Personen mit Sitzmöglichkeiten

3   Inhaltlich-methodische Detailplanung des Kurskonzeptes

3.1   Darstellung der Detailplanung

Tabelle 3: Inhaltlich-methodische Detailplanung des Kurskonzeptes (Eigene Darstellung)

Kurs-einheit	Themen-schwer-punkte der einzelnen Kurseinhei-ten	primäre Lernziele der theoretischen Informationsein-heiten	primäre Lern-inhalte der theoretischen Informations-einheiten	primäre Lernziele der praktischen Kurseinheiten	primäre Lerninhal-te der praktischen Kurseinheiten	methodi-sche Ge-staltung
1	Einführung in die The-matik	Überblick ver-schaffen, Reiser-oute geben Sensibilisierung gegenüber der Thematik Zusammenhand von Ernährungs-gewohnheiten, Übergewicht und deren Folgen darstellen Herstellen eines Problembewusst-seins und eines Bedrohungserle-bens Positive Konse-quenzerwartung fördern Reflexion von Konseqenzerfah-rungen	Vorstellung des Kursver-laufs Einführung in die Thematik Darstellung der Entwick-lung der Er-nährungsge-wohnheiten und Überge-wichtiger in Deutschland Konsequen-zen von Übergewicht darstellen Konzept Ge-sundheitszie-le Konzept BMI	Schaffung einer guten Atmosphäre Kurs als sicheren „Ort" ohne Bewer-tungen etablieren Teilnehmer„An-die-Hand-nehmen" Stärkung der Selbstwirksam-keitserwartung Zielintention stei-gern	Vorstellungsrunde inkl. Formulierun-gen der Erwartun-gen und des Wis-senstandes Erfassung des BMI der Teilnehmer Setzen von Ge-sundheitszielen	Theorie: Präsenta-tion des Kursleiters, ver-haltensori-entierte Beratung Praxis: Gruppen-diskussion, Partnerar-beit Verwende-te Medien: Beamer, Flipchart, Moderati-onswand
2	Förderung eines be-darfsgerech-ten und gesund-heitsför-dernden Ernäh-rungsverhal-tens	Grundverständnis von Ernährung schaffen Stärkung der Selbstwirksam-keitserwartung	Grundlagen Ernährung; Makro- und Mikronähr-stoffe, Ge-samtumsatz, kcal Konzept be-darfsgerechte und gesund-heitsfördern-de Ernährung	Handlungskompe-tenzen fördern Wissen in die Pra-xis umsetzen	Nährwerttabellen und Inhaltsanga-ben von Nah-rungsmitteln Lesen und Verstehen lernen Bewertung ver-schiedener Nah-rungsmittel Identifikation von Lebensmitteln mit hoher und niedri-ger Energiedichte	Theorie: Präsenta-tion des Kursleiters, ver-haltensori-entierte Beratung Praxis: praktische Übungen, Gruppen-arbeit Verwende-

				te Medien: Beamer, Flipchart, Moderationswand
3	Förderung eines bedarfsgerechten und gesundheitsfördernden Ernährungsverhaltens, Ursachen von Übergewicht	Grundverständnis von Ernährung schaffen

Eigenverantwortungsbewusstsein fördern | Weiterführung bedarfsgerechte und gesundheitsfördernde Ernährung

Entstehung von Übergewicht

Gesundheitsziele und Verhaltenspläne inkl. 3pw-Regel | Commitment bzw. Identifikation mit den gesetzten Zielen erzeugen

Möglichkeiten der Selbstkontrolle/Selbstbeobachtung vermitteln | Im Kurs Kriterien für eine gesunde Ernährung erarbeiten

Formulierung von Verhaltensplänen nach der 3pw-Regel

Einführung Ernährungsbuch/Wochenprotokolls | Theorie: Präsentation des Kursleiters, verhaltensorientierte Beratung

Praxis: Moderation, Präsentation des Kursleiters

Verwendete Medien: Beamer, Flipchart, Moderationswand |
| 4 | Förderung eines bedarfsgerechten und gesundheitsfördernden Ernährungsverhaltens | Fachwissen verbessern

Nachvollziehbarkeit der Kursinhalte verbessern | Sinn und Unsinn von Diäten

Vorstellung von verschiedenen Ernährungsformen

Umgang mit Alkohol und zuckerhaltigen Getränken | Schulung der Wahrnehmung und Reflexion des eigenen Ernährungsverhaltens | Gemachte Erfahrungen sammeln und auswerten

Evtl. Neuformulierung der Verhaltensplänen nach der 3pw-Regel | Theorie: Präsentation des Kursleiters, verhaltensorientierte Beratung

Praxis: Kursdiskussion, Partnerarbeit

Verwendete Medien: Beamer, Flipchart, Moderationswand |
| 5 | Einübung eines verbesserten Kochverhaltens unter Einbeziehung des sozialen Umfelds und Berücksichtigung der Alltagssitua- | Handlungskompetenz bzgl. gesundem Kochen erhöhen | Integrierung einer gesunden Ernährung in den Alltag

Tipps & Tricks für gesundes Kochen

Möglichkeiten der Einbezie- | Handlungskompetenz bzgl. gesundem Kochen erhöhen

Motivation erhöhen | Beschaffung von gesunden Rezepten klären

Möglichkeiten für die Zubereitung von leckeren und gesunden Gerichten erarbeiten

Gesunde Snacks und Alternativen | Theorie: Präsentation des Kursleiters, verhaltensorientierte Beratung

Praxis: Kursdiskussion, |

	tion		hung des sozialen Umfelds und Berücksichtigung der Alltagssituation		für Fast Food	Moderation, Gruppenarbeit Verwendete Medien: Beamer, Flipchart, Moderationswand
6	Einübung eines verbesserten Einkaufsverhaltens	Handlungskompetenz bzgl. Einkaufen von gesunden Lebensmitteln erhöhen	Strategien für gesundes Einkaufen	Handlungskompetenz bzgl. Einkaufen von gesunden Lebensmitteln erhöhen Motivation erhöhen	In Gruppen einen gesunden Wocheneinkauf tätigen Gemeinsame Auswertung der Einkäufe	Theorie: Präsentation des Kursleiters, verhaltensorientierte Beratung Praxis: Gruppenarbeit mit drei Gruppen, Kursdiskussion Verwendete Medien: Beamer, Flipchart, Moderationswand
7	Barrieremanagement	Barrieren identifizieren und Gegenmaßnahmen entwickeln Zielerreichung sichern	Konzept Barrieren, innere und äußere Barrieren Konzept Barrieremanagement Strategien Barrieremanagement	Identifizierung persönlicher Barrieren Umgang mit Barrieren verbessern	persönliches Barrieremanagement Entwicklung von Strategien zum persönlichen Barrieremanagement Szenarien durchspielen	Theorie: Präsentation des Kursleiters, verhaltensorientierte Beratung Praxis: Partnerarbeit, Rollenspiele Verwendete Medien: Beamer, Flipchart, Moderationswand
8	Wiederholung und Vertiefung des Gelernten	Festigung der vermittelten Inhalte	Wiederholung und Vertiefung von: Grundlagen der Ernährung	Festigung der vermittelten Inhalte	Auftauchende Probleme diskutieren und gemeinsam Lösungen finden „best practice"-Beispiele von Teil-	Theorie: Präsentation des Kursleiters, verhaltensorientierte Beratung

Nr.						
			Ursachen von Übergewicht Gesundheitsziele und Verhaltenspläne		nehmern	Praxis: Kursdiskussion, Moderation Verwendete Medien: Beamer, Flipchart, Moderationswand
9	Flexible Verhaltenskontrolle, Erkennen und Verändern von situationsabhängigem Essverhalten	Langfristige Ernährungsumstellung sichern	Konzept Konditionierung Situationsabhängiges Essverhalten	Langfristige Ernährungsumstellung sichern	Strategien für Situationsabhängiges Essverhalten entwickeln	Theorie: Präsentation des Kursleiters, verhaltensorientierte Beratung Praxis: Moderation, Gruppenarbeit, Rollenspiele Verwendete Medien: Beamer, Flipchart, Moderationswand
10	Vermeidung des „Jo-Jo-Effektes", Sicherstellung einer dauerhaften Ernährungsumstellung	Langfristige Ernährungsumstellung sichern	Entstehung des „Jo-Jo-Effektes" Zusammenfassung des Kurses	Langfristige Ernährungsumstellung sichern	Erfassung des BMI der Teilnehmer Erreichung der gesetzten Ziele überprüfen und diskutieren Neues Setzen von Gesundheitszielen	Theorie: Präsentation des Kursleiters, verhaltensorientierte Beratung Praxis: Kursdiskussion, Partnerarbeit Verwendete Medien: Beamer, Flipchart, Moderationswand

3.2 Didaktisch-methodischer Kursaufbau

Jede Kurseinheit hat einen ähnlichen didaktisch-methodischen Aufbau. Dies hat den Vorteil, dass sich die Teilnehmer nicht immer erneut orientieren müssen und so eine Art Ritual entsteht. Nach einer Begrüßung werden die Inhalte der vorherigen Kurseinheit wiederholt. In der theoretischen Einheit soll vor allem Wissen vermittelt, Zusammenhänge aufgezeigt und so die Handlungskompetenz gesteigert werden. Möglichkeiten zur Integrierung in den Alltag werden anschließend in der praktischen Einheit aufgezeigt. Neben der Steigerung der Handlungskompetenz stehen die Steigerung der Motivation zur Verhaltensänderung sowie der Selbstwirksamkeit im Fokus. Dabei wird der theoretische Teil eher unterweisend und der praktische Teil eher betreuend vermittelt. Beginnend mit einfachen Grundlagen werden mit fortschreitender Kursdauer mehr Zusammenhänge erarbeitet.

Da vermehrt auf Personen mit einem niedrigen Bildungsniveau sowie mit einem geringen Wissen zum Thema Gesundheit eingegangen werden soll, wird kein Wissen vorausgesetzt und bei den Grundlagen begonnen. Durch regelmäßige Wiederholung des Gelernten sowohl zu Beginn jeder Einheit als auch während dessen verinnerlichen die Teilnehmer die Inhalte. Die individuellen Bedürfnisse und Lernvoraussetzungen er Teilnehmer können durch die relativ geringe Gruppengröße berücksichtigt werden. Auch die Kursinhalte orientieren sich an den Teilnehmern. Es werden Ernährungsmöglichkeiten mit geringem Budget aufgezeigt sowie Dynamiken in schwierigen Familiengefügen besprochen.

Die angegebenen Medien stehen immer bereit, um bei Bedarf Inhalte zu visualisieren. Außerdem dient der Wechsel der Medienpräsentation der didaktischen Auflockerung und soll den Lernerfolg steigern.

Regelmäßige Bewegung und körperliche Aktivität sind nicht Schwerpunkt des Kurses. Trotzdem werden sie regelmäßig aufgegriffen und deren Bedeutung für die Reduktion von Übergewicht hervorgehoben. Da die Zielgruppe zu wenig körperliche Aktivität aufweist, werden die Teilnehmer animiert sich mehr zu bewegen und Sport zu treiben. Dies spiegelt sich auch in den Kurszielen wieder.

Abschließend werden kleine Hausarbeiten für die Vorbereitung auf die nächste Kurseinheit verteilt und Ziele vereinbart, was jeder für sich bis dahin umsetzen sollte.

4 Dokumentation und Evaluation des Kurskonzeptes

Tabelle 4: Kursevaluation (Eigene Darstellung)

Interventionsziel	Zielindikator	Erhebungsmethode	Erhebungsinstrument	Messzeitpunkte (t)
Gewichtsreduktion um 5 kg	Absoluter (kg) Körpergewichtsverlust	Biometrie (Wiegen)	Kalibrierte Personenwaage	t_0 = erste Kurseinheiten t_1 = letzte Kurseinheit nach 10 Wochen
Steigerung der körperlichen Aktivität auf mindestens 150 Minuten pro Woche.	Zeit der Körperliche Aktivität (Minuten pro Woche)	Schriftliche Befragung	Fragebogen Ernährungs- und Bewegungsverhalten (siehe Anhang)	t_0 = erste Kurseinheiten t_1 = letzte Kurseinheit nach 10 Wochen
Verbesserung des Ernährungsverhaltens: Durchschnittliche Antwort von mindestens 4	Arithmetisches Mittel der Antworten des Fragebogens (Skala 1-5)	Schriftliche Befragung	Fragebogen Ernährungs- und Bewegungsverhalten (siehe Anhang)	t_0 = erste Kurseinheiten t_1 = letzte Kurseinheit nach 10 Wochen

5   Literaturverzeichnis

Bechthold, A. (2014) *Energiedichte der Nahrung und Körpergewicht. Wissenschaftliche Stellungnahme der DGE.* [Elektronische Version]. Ernahrungs Umschau, 61(1). 2-11.

Deutsche Adipositas-Gesellschaft (DAG) e.v., Deutsche Diabetes Gesellschaft (DDG), Deutsche Gesellschaft für Ernährung (DGE) e.v. & Deutsche Gesellschaft für Ernährungsmedizin (DGEM) e.v. (2014). *Interdisziplinäre Leitlinie der Qualität S3 zur „Prävention und Therapie der Adipositas".* Zugriff am 20.05.2015. Verfügbar unter http://www.adipositas-gesellschaft.de/fileadmin/PDF/Leitlinien/050-0011_S3_Adipositas_Praevention_Therapie_2014-11.pdf

GKV-Spitzenverband (2010). *Leitfaden Prävention: Handlungsfelder und Kriterien des GKV-Spitzenverbandes zur Umsetzung von §§ 20 und 20a SGB V vom 21.Juni 2000 in der Fassung vom 27. August 2010.* Berlin: GKV-Spitzenverband.

Göhner, W. & Fuchs, R. (2007). *Änderung des Gesundheitsverhaltens.* Göttingen: Hogrefe.

Max Rubner-Institut (2008). *Nationale Verzehrs Studie II Ergebnisbericht, Teil 1.* Zugriff am 20.05.2015. Verfügbar unter http://www.was-esse-ich.de/uploads/media/NVS_II_Abschlussbericht_Teil_1_mit_Ergaenzungsbericht.pdf

Mensink, G.B.M., Schienkiewitz, A., Haftenberger, M., Lampert, T., Ziese, T. & Scheidt-Nave, C. (2013). Übergewicht und Adipositas in Deutschland [Elektronische Version]. *Bundesgesundheitsblatt,* 56 (5-6), 786-794.

Schmidtke, K. & Meyer, S. (2011). Soziale Einflussfaktoren auf das Gesundheitsverhalten und den Gesundheitszustand. Ergebnisse des Mikrozensus. *Statistische Analysen und Studien NRW,* 64, 1-14.

Schwartz, F.W., Walter, U.,Siegrist, J., Kolip, P., Leidl, R., Dierks, M.L., Busse, R. & Schneider, N. (2012). *Public Health. Gesundheit und* Gesundheitswesen (3.Auflage). München: Elsevier.

6 Tabellenverzeichnis

7 Anhang

Tabelle 5: Fragebogen Ernährungs- und Bewegungsverhalten (Eigene Darstellung)

Name:		Datum:				
Wie beurteilen Sie die folgenden Aussagen?		Trifft nicht zu	Trifft eher nicht zu	Teils/teils	Trifft eher zu	Trifft zu
		1	2	3	4	5
1	Bei einer gesunden Ernährung fühlt man sich auch psychisch besser.					
2	Viele Gebrechen des Alters ließen sich vermeiden, wenn die Leute sich gesünder ernähren würden.					
3	Eine vernünftige Ernährungsweise wirkt sich bei jeder Person günstig auf ihren Gesundheitszustand aus.					
4	Ich ernähre mich stets gesund und ausgewogen.					
5	Ich achte darauf, möglichst wenig Fett zu essen.					
6	Ich esse viel Obst.					
7	Ich achte bei meiner Ernährung auf einen hohen Ballaststoffanteil.					
8	Ich esse kaum ungesunde Sachen.					
9	Ich achte bei meiner Ernährung auf einen hohen Eiweißgehalt.					
10	Ich esse viel Gemüse.					
11	Ich vermeide zuckerhaltige Getränke.					
12	Ich lege großen Wert darauf, dass die Dinge, die ich esse, auch gesund sind.					
13	Meine Ernährung besteht aus wenig Fast Food.					
14	Ich esse langsam und führe dabei keine anderen Tätigkeiten aus.					
15	Vollkornprodukte integriere ich oft in meine Ernährung.Ich achte stark auf die Inhalts- und Zusatzstoffe in den Lebensmitteln, die ich einkaufe.					
16	Innerhalb einer Woche bin ich mindestens 150 Minuten körperlich aktiv.					
17	Ich betreibe mindestens zweimal pro Woche ausdauerorientierten Sport.					
18	Ich integriere in meinen Alltag körperliche Aktivitäten wie z.B. Treppensteigen.					

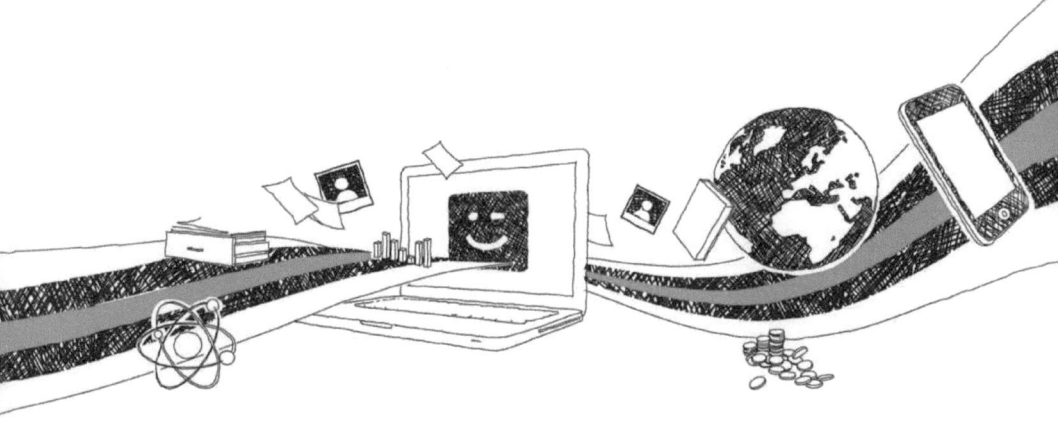
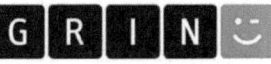